DE L'INFLUENCE DE L'ANATOMIE PATHOLOGIQUE

ET DE LA CONNAISSANCE DES ANOMALIES,

SUR

LA PATHOLOGIE CHIRURGICALE, LA MÉDECINE OPÉRATOIRE

ET LES ACCOUCHEMENTS;

PAR A. CLAUZURE,

Membre correspondant de la Société de Médecine et de Chirurgie-pratique de Montpellier, ex-Adjoint interne de l'Hôpital St-André de Bordeaux, Bachelier ès-lettres et ès-sciences, Chirurgien militaire.

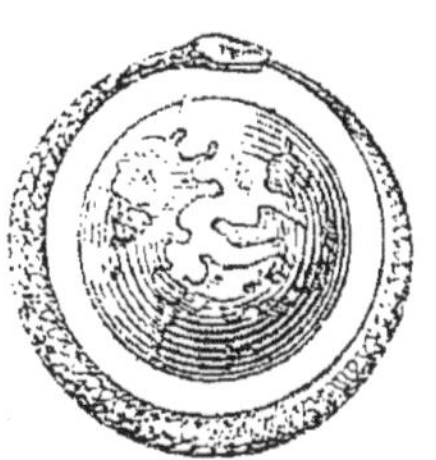

Angoulême,

IMPRIMERIE DE LEFRAISE ET Ce,

Rue des Trois-Notre-Dame, 1.

1843.

DE L'INFLUENCE
DE L'ANATOMIE PATHOLOGIQUE

ET DE LA CONNAISSANCE DES ANOMALIES,

SUR

LA PATHOLOGIE CHIRURGICALE, LA MÉDECINE OPÉRATOIRE

ET LES ACCOUCHEMENTS;

PAR A. CLAUZURE,

Membre correspondant de la Société de Médecine et de Chirurgie-pratique de Montpellier, ex-Adjoint interne de l'Hôpital St-André de Bordeaux, Bachelier ès-lettres et ès-sciences, Chirurgien militaire.

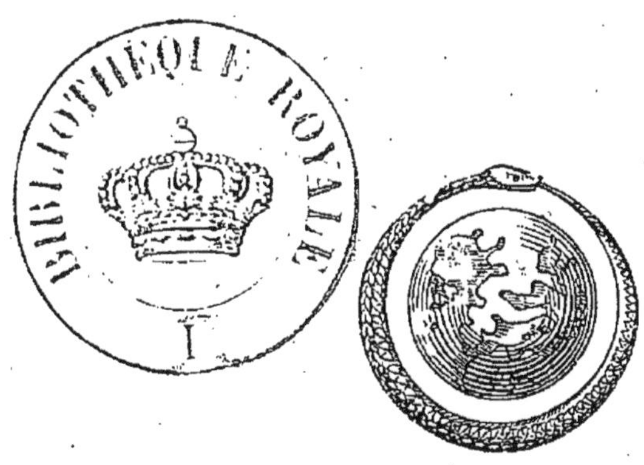

Angoulême,

IMPRIMERIE DE LEFRAISE ET Ce,

Rue des Trois-Notre-Dame, 1.

1843.

A MONSIEUR LE DOCTEUR MABIT,

Chevalier de la Légion-d'Honneur, professeur de Pathologie interne à l'école secondaire de médecine de Bordeaux, Médecin de l'Intendance sanitaire, Médecin en chef du Collége royal, Médecin honoraire de l'Hôpital Saint-André de la même ville, et Membre de plusieurs Sociétés savantes françaises et étrangères.

Que ce faible témoignage de mon éternelle reconnaissance vous soit agréable, les vœux les plus chers de votre ancien élève seront accomplis.

A MA MÈRE.

Ton nom comme nos cœurs doivent être toujours unis.

A MONSIEUR PHILIPPE PAULET,

Le meilleur de mes amis.

A. CLAUZURE.

DE L'INFLUENCE

DE L'ANATOMIE PATHOLOGIQUE

ET DE LA CONNAISSANCE DES ANOMALIES,

Sur la Pathologie chirurgicale, la Médecine opératoire et les Accouchements.

L'INFLUENCE de l'anatomie pathologique se fait sentir dans l'étude pathologique et obstétricale des lésions physiques organiques, et des lésions par productions de tissus anormaux, qui peuvent atteindre les divers systèmes organiques, que nous grouperons en quatre principaux pour la commodité de ce travail : 1° système osseux, 2° nerveux, 3° vasculaire, 4° viscéral et musculaire.

Lésions physiques du système osseux.

Lorsque l'académie de chirurgie mit au concours la question des fractures par contre-coup dans les lésions de la tête, c'est à l'aide de l'étude anatomo-pathologique que Grima, Saucerote, Sabourin et autres, composèrent leurs mémoires couronnés; c'est en recherchant l'organisation de la boîte crânienne, des parties faibles et fortes de ce sphéroïde; c'est en fracturant des crânes humains; c'est en ouvrant les cadavres d'individus morts à la suite de pareils accidents, qu'ils s'expliquèrent comment le point le plus faible de cette enveloppe osseuse se brise, bien que l'instrument vulnérant ait porté, soit à côté, soit dans un point éloigné, soit même à la face opposée du point blessé; c'est en remarquant l'empâtement et le soulèvement de la peau, dans un lieu où le coup n'avait pas agi, et la liaison de ce symptôme avec les fractures par contre-coup de l'os situé au-dessous, qu'ils parvinrent à reconnaître plus tard de pareilles blessures, et à fournir à la thérapeutique, à la médecine opératoire et à la médecine légale, des moyens précieux sinon certains d'appliquer les remèdes, de tenter les moyens opératoires, et d'éclaircir certains faits qui, au premier abord, semblaient dénués de fondement. Cette étude a montré aussi que toute fracture des os du crâne était suivie d'un épanchement de sang plus ou moins considérable, qui, par sa quantité, entraînait des symptômes de compression faciles aussi à distinguer de ceux dus à la commotion dont l'effet s'efface ordinairement dans les premiers jours, s'ils ne tuent instantanément le malade. En ouvrant le crâne ainsi blessé, *Quesnay* trouva quelquefois une esquille de la table interne, fortement déprimée, enfoncée dans le cerveau, où elle déterminait de l'irritation, par suite des lésions, et les phénomènes de l'encéphalite, dont nous aurons sans doute lieu de parler. De là, l'indication de trépaner dans le lieu où le malade porte machinalement la main, c'est-à-dire à l'endroit où il a éprouvé la sensation de fracture, ou de pot cassé d'après Hippocrate, où le cuir chevelu se soulève et est édémateux d'après *Quesnay*. L'étude anatomo-pathologique des fractures du col du fémur, de celles de la rotule, de l'olécrâne, n'a pas moins été utile à la pathologie chirurgicale et à la médecine opératoire; ainsi c'est en examinant la disposition du col fémoral, aux divers âges et dans les deux sexes, que *Dupuytren* a pu se rendre compte de la rareté de cet accident chez l'enfant où le col est très court, dirigé presqu'entier dans le sens du grand axe du fémur, de manière à être caché en quelque sorte, lui et le grand trochanter, par la saillie des crêtes iliaques et celle des chairs environnantes, tandis que le col du fémur s'allongeant, devient plus excentrique chez l'adulte et surtout chez le vieillard, alors que le bassin n'acquiert plus assez d'ampleur pour le protéger. La cause ordinaire de cette fracture, c'est-à-dire la chute sur le grand trochanter, a beaucoup de prise; aussi cet accident s'observe-t-il d'autant plus fréquemment que l'on avance en âge. C'est en se livrant à des recherches anatomo-pathologiques, qu'*Andral*, par exemple, a reconnu la friabilité des os du vieillard à cause de la diminution proportionnelle de la matière organique, la cause de la facilité des fractures, et la difficulté de leur consolidation à cet âge. Par contre, l'anatomie pathologique a appris que la prédominance de la portion organique des os de l'enfant et de l'adulte, expliquait les fractures incomplètes observées par Hervès de Chegoin, celles de la clavicule, notées par Delpech. Et sans aller plus loin, qui ne connaît la grande discussion engagée entre les plus célèbres chirurgiens de la France et de la Grande-Bretagne, au sujet des fractures du col fémoral? L'anatomie pathologique n'est-elle pas venue démontrer que c'était à elle qu'il fallait s'adresser pour savoir pourquoi telle fracture de telle partie se consolidait, tandis que d'autres résistaient à tous nos moyens? Ainsi c'est en reconnaissant le peu de vie du fragment supérieur, complètement renfermé dans la capsule fibreuse, qu'*Astley Cooper* a démontré aux chirurgiens français la raison de ces sortes d'insuccès, tandis que la consolidation était possible, quand la fracture n'étant pas complètement intra-capsulaire, le fragment supérieur pouvait puiser dans la racine de la capsule même des moyens de nutrition suffisants. Cette étude éclaire évidemment le traitement applicable, en montrant que l'insuccès ne vient pas toujours des moyens employés et qui ont été multipliés, sans doute, à cause de l'ignorance de ce fait anatomo-pathologique. C'est enfin en étudiant les fractures du col fémoral, que *Dupuytren* s'est rendu compte, par la direction même de la fracture, de la direction rare, à la vérité, du pied en dedans, observée par quelques chirurgiens et entre autres par M. *Jules Cloquet*. N'est-ce pas là éclairer le diagnostic et par suite le traitement? Si l'on n'a pas, dans les premiers jours, trouvé du raccourcissement dans le membre, *Dessault* ne s'en est-il pas rendu compte en étudiant la lésion de la moelle survenue dans le même accident chez un tailleur? et la disparition de la paralysie n'a-t-elle pas démontré la justesse des vues de *Dessault*, en produisant alors le raccourcissement?

Pour ne point quitter les fractures, on sait que Jean-Louis Petit niait les fractures longitudinales des os longs; et c'est encore à l'anatomie pathologique que l'on doit la connaissance de ce fait de pathologie, car *Duver-*

nèges et plus tard *Léveillé*, ont convaincu les pièces en main, *Dubois*, *Chaussier* et les autres commissaires de l'académie de médecine, de l'existence des fractures en long du tibia entre autres.

Combien de fois n'a-t-on pas nié les fractures par l'action musculaire seule? *Jules Cloquet*, *Bérard*, *Dupuytren* lui-même n'en étaient pas convaincus, et supposaient une lésion antérieure de l'os brisé; et cependant l'anatomie pathologique a démontré des fractures de la rotule, de l'olécrâne, etc., par la seule action musculaire. Dernièrement nous avons pu observer une pareille fracture sur l'extrémité inférieure de l'humérus, chez un malade auprès duquel nous fûmes appelé et qui fut traité par l'appareil inamovible. Si l'anatomie pathologique a éclairé l'étiologie dans ce cas, elle a aussi éclairé le traitement; car si ces sortes de fractures dépendaient nécessairement d'une altération organique de l'os, les moyens locaux ne devraient pas toujours suffire.

Les fractures du col de l'humérus ont été fort souvent confondues avec la luxation de cet os; c'est encore l'anatomie pathologique qui, en démontrant les rapports des fragments de cet os avec les muscles, de l'omoplate et du thorax, en signalant les formes des parties de l'épaule, a jeté ses rayons de lumière et sur la cause de ces accidents, en indiquant la chute sur l'épaule comme un des caractères étiologiques de la fracture, et celle sur le coude ou la main, comme celui de la luxation; les symptômes et par suite le traitement, ont retiré de grands avantages de ces connaissances, si bien exposées dans les leçons orales du chirurgien en chef de l'Hôtel-Dieu de Paris.

Le traitement des fractures était fort incomplet et fort chanceux avant les recherches anatomo-pathologiques; croyant à la réunion des fragments par une espèce de colle forte, les anciens pensaient qu'à une époque fixe cette matière se solidifiait; de là le préjugé enraciné encore dans le peuple, des époques fixes pour la guérison des fractures. Mais dans le siècle dernier, *Duhamel* étudia ce sujet en véritable médecin plutôt qu'en botaniste, et suivit pas à pas l'organisation de la cicatrice osseuse; malheureusement, entraîné par ses études d'organographie, de physiologie végétale, il attribua au périoste et à la membrane médullaire le rôle de l'écorce et de la moelle dans les végétaux, et ne poursuivit pas assez loin les phénomènes d'organisation plastique; néanmoins ces études ont servi à *Hunter*, *Howsip*, *Macdonald*, pour reconnaître l'action de la fibrine du sang épanché entre les fragments; à *Dupuytren*, pour ses recherches sur le cal provisoire et le cal définitif; à *Breschet* et autres, pour reconnaître qu'il y a du vrai dans toutes ces recherches, mais qu'elles se réunissent dans l'étude de l'organisation du cal : c'est donc à l'anatomie pathologique que l'on doit de connaître la cause matérielle de la cicatrice osseuse, c'est-à-dire la lymphe plastique ou fibrine albumineuse, d'après *Lassaigne* et *Orfila*, fourni par le périoste, la membrane médullaire, les muscles, le sang et toutes parties environnantes, pour la formation du premier cal qui réunit provisoirement les fragments.

A cette étude l'on doit encore de savoir que, vers le soixantième ou quatre-vingtième jour, les fragments se ramollissent, exsudent une lymphe plastique de seconde formation, tandis que le cal primitif disparaît successivement par l'absorption, et que la fracture se réunit par une cicatrice définitive, mais seulement complète vers le sixième ou huitième mois; de là, des conséquences pratiques du plus haut intérêt. Ainsi *Dupuytren* a été conduit à rompre le cal jusqu'au soixantième jour, comme nous l'avons vu faire souvent dans les hôpitaux, et redresser des cicatrices vicieuses; aussi, règle générale, ne faut-il jamais laisser agir un membre lors de la formation du cal provisoire, et ne lui laisser un libre exercice que lors de la complète organisation du cal définitif.

N'est-ce pas en étudiant ces sortes de cicatrices que le médecin opérant a pu réséquer un cal difforme ou les fragments d'une fracture qui ne se consolidait pas? que *Physik* a passé un séton à travers les fragments mobiles des fractures, etc. ?

La pathologie des luxations a trouvé encore dans l'anatomie pathologique un heureux soutien, outre que leur mode de formation a été mieux étudié, que l'on a reconnu la déchirure constante des ligaments dans les luxations complètes, que l'on a constaté sept espèces de luxations pour l'humérus par exemple et pour le fémur, qui ont été beaucoup mieux classées par *Sédillot*, *Dupuytren*, *Cruveiller*, etc., etc. C'est à cette même influence que l'on doit la connaissance de la possibilité de réduire les luxations anciennes de plusieurs mois et d'une année même, comme l'ont fait *Astley Cooper*, *Sédillot* et tant d'autres; par cette puissante influence, *Dupuytren* a distingué les luxations fort rares de l'extrémité du radius, des fractures, avec lesquelles on les confondait souvent avant lui, etc., etc.

Lésions organiques du système osseux.

L'influence de l'anatomie pathologique sur la pathologie chirurgicale et la médecine opératoire dans les lésions organiques du squelette, n'est pas moins sensible. C'est elle qui a suivi la congestion sanguine, le ramollissement, la dilatation des cellules osseuses dans l'inflammation des os, la lenteur et l'obscurité fréquente de ces phénomènes morbides, la formation de foyers purulents dans le canal médullaire, ou même dans l'épaisseur des os, surtout des os spongieux; elle y a signalé, par les recherches de *Monod*, *Reynaud*, *Blandin*, *Cruvelhier*, etc., etc., la cause fréquente de ces phlegmasies meurtrières, dans la phlogose des veines médullaires ou des canaux vasculaires de *Howsip*; en même temps, elle apprit à la thérapeutique qu'à mesure qu'il se faisait une destruction des vertèbres, résultant de l'induration fibro-cartilagineuse ou osseuse des ligaments, ou feuillets fibreux environnants, ou par suite d'une production tout-à-fait nouvelle, il se faisait une réparation qui montrait le mode naturel de guérison. Malgré les recherches consciencieuses du professeur *Bérard*, de Montpellier, de *Poujet*, de *Delpech*, *Sanson* et d'autres, sur les caractères chimiques de la carie, c'est encore à l'anatomie pathologique que l'on doit les meilleurs caractères distinctifs de la carie d'avec la nécrose, et les autres altérations du squelette, car le docteur *Movoi*, pharmacien interne des hôpitaux de Paris, a montré, par des expériences chimiques suivies avec soin et multipliées, que les principes organiques n'offraient pas beaucoup de différence dans chacun de ces états, au lieu que la dilatation des cellules, leur ramollissement, leur réplétion par deux espèces de matière ichoreuse, la transformation de la matière organique, des matières grasses, la friabilité de l'os carié comparés à la dureté du séquestre, à sa blancheur ordinaire, surtout quand il a été soustrait à l'air, son isolement parfait des portions voisines du même os, l'état à peu près sain de la constitution, l'aspect vivace des bourgeons charnus, l'homogénéité et la bonne qualité de la suppuration, comparée au pus séreux et fétide de la carie, sont des caractères distinctifs suffisants et que l'on doit à l'anatomie pathologique. Si vous joignez à cela que la carie est démontrée être une maladie de la trame organique principalement, qu'elle se lie souvent à des désordres généraux, qu'elle entraîne des suppurations abondantes et ruineuses, tandis que rarement ces phénomènes se montrent dans la nécrose, vous sentez quel avantage la thérapeutique et la médecine opératoire doivent en retirer. C'est ainsi que l'on a été conduit à déterminer la nécrose de toutes les parties cariées, au moyen de diverses opérations, telles que l'application du fer rouge, du trépan, de la scie, etc., etc.

Quel cahos que la lésion des articulations décrites depuis si long-temps sous le nom de tumeurs blanches, qui, depuis le père de la chirurgie anglaise, *Wesseman*, a traversé toutes les écoles sans être débrouillé! C'est à l'anatomie pathologique à jeter sur un sujet aussi important sa bienfaisante lumière. Déjà *Delpech* a tracé de main de maître la tumeur blanche scrofuleuse; déjà l'école physiologique a démontré toute la vérité de l'étiologie rhumatismale, de ces maladies si bien tracées par *Ch. Bell.* M. le professeur *Velpeau* n'a-t-il pas, il y a peu de temps, publié un mémoire sur ce sujet où ces distinctions sont toutes basées sur des études anatomo-pathologiques? Ainsi il a distingué les arthropathies extra-capsulaires ou des parties molles, les capsulaires, les blennorrhagiques, les osseuses superficielles et profondes, et chacune ayant des causes et surtout des symptômes assez distinctifs. L'anatomie pathologique ne s'est pas bornée à ces résultats : elle nous a appris la corrélation de ces lésions articulaires avec celle des autres viscères, et a appris par exemple aux chirurgiens et à l'opérateur à se méfier des organes de la poitrine et par conséquent, à n'entreprendre les résections ou les amputations qu'après avoir interrogé tous les viscères. Je me hâte d'arriver *aux lésions par productions anormales*. Avant l'étude minutieuse des poches anormales ou kystes, combien d'erreurs ne faisait-on pas? On confondait le stéatôme mélicérique (tumeur formée par l'accumulation d'une substance grasse, ayant la consistance et la couleur du suif), avec le lipôme, les kystes séreux, fibreux, etc., etc. C'est encore à *Delpech* que l'on doit d'avoir éclairé ce sujet; c'est lui qui distingua les kystes séro-muqueux, fibreux et cornés, auxquels une thérapeutique particulière convient. Ainsi il suffit de faire enflammer et suppurer le kyste séreux, pour obtenir son oblitération, tandis que les fibreux souvent et les cornés toujours doivent être extirpés. Voilà le résultat des études anatomo-pathologiques. *Dupuytren*, voyant ces kystes se développer dans les os, les a décrits principalement dans le maxillaire supérieur, et a senti que leur extirpation totale était nécessaire pour une cure radicale.

Si l'on a fait quelques pas dans les connaissances des tubercules, de leur formation, de leur développement dans les os, n'est-ce pas aux études d'anatomie pathologique qu'on le doit? N'est-ce pas elle qui a montré leur commencement, leur ramollissement, leur fonte, et les désordres qu'ils causent dans les extrémités articulaires surtout? Si les maladies profondes du squelette, telles que le cancer, etc., ont reçu, dans ces derniers temps, une si grande impulsion, ne le doit-on pas aux recherches de *Lobstein*, de *Cruveilher*, de *Delpech*, etc.? C'est elle qui nous a appris à connaître les formes du cancer de l'organe médullaire, à distinguer les fongus de la dure-mère, décrits par *J. L. Petit*, de ceux des os du crâne, si bien étudiés par le professeur *Walther de Bonn*, et s'il existe encore de l'obscurité sur cette matière, c'est à l'anatomie pathologique qu'il faut encore demander de la dissiper.

Lésions physiques du système nerveux.

Arrivons aux maladies du système nerveux et cherchons ce que l'anatomie pathologique a fait et peut faire pour leur connaissance et leur traitement. Les lésions physiques de ce système devraient nous occuper tout autant que celles du système osseux, si déjà plusieurs des mêmes altérations ne se rencontraient aussi dans les masses ou cordons nerveux; il en est cependant de spéciales et que nous devons signaler: ainsi on fait la réduction d'une luxation de l'épaule, et le malade meurt à l'instant ou peu d'heures après; on recherche la cause d'une mort aussi prompte, et rien, dans l'exploration des parties extérieures, n'en rend compte: voilà donc une mort sans cause organique, dit-on. Mais quelques années plus tard le même accident arrive, on ouvre le cadavre, on recherche minutieusement, et l'on trouve les nerfs du plexus brachial arrachés de la moelle. Voilà donc l'anatomie pathologique qui rend compte d'un fait, regardé d'abord comme contraire à la vérité de cette science. Eh bien! n'en doutons pas, les recherches minutieuses de M. *Haubert* doivent être imitées dans les cas douteux, et l'anatomie pathologique, en dévoilant les causes de ces terribles insuccès, rendra le chirurgien plus circonspect, et la science ou plutôt la médecine plus infaillible; que dire de la commotion cérébrale qui tue instantanément les malades? Est-ce à la concentration ou à la contusion de la masse cérébrale qu'il faut attribuer une mort aussi brusque? Je ne suivrai point Sabatier, Calmeil et d'autres dans leurs suppositions, je dirai seulement que les faits de ce genre ne se sont pas encore assez multipliés pour répondre d'une manière plausible à cette question; toutefois, nous ne saurions en douter, l'anatomie pathologique nous en rendra compte un jour. Les recherches de *Serres*, de *Dumoulin*, etc., ont montré combien la compressibilité de la masse cérébrale était grande, et ont jeté par là du doute sur la valeur des épanchements médiocres de sérosité, soit à la surface, soit dans les cavités encéphaliques, et fait donner plus d'importance au ramollissement des parties centrales du cerveau. Les portions distinctes du système nerveux se régénèrent-elles? C'est à l'anatomie pathologique à répondre : ainsi *Béclard* conclut que bien que la cicatrice nerveuse n'ait pas, comme le veut *Shaw*, toute l'organisation de la partie qu'elle remplace, cependant elle en remplit les fonctions, et sa composition chimique est presque identique. On reconnaît encore que, malgré la section d'un nerf, pratiquée quelquefois comme moyen curatif de certaines névralgies, les fonctions de la partie se rétablissent en général au bout de plusieurs années, au moyen de la cicatrice.

La pathologie chirurgicale a demandé encore à l'anatomie pathologique la raison de ces amauroses ou de ces cataractes survenues à la suite de contusions sur le front; en disséquant les parties, on en a trouvé de suite la cause dans la lésion incomplète des nerfs frontaux et principalement du nasal externe, provenant de l'ophthalmique de Willis dont les distributions vont former quelques filets siliaires. C'est d'après cette connaissance que *Wardrop* a pu guérir des amauroses en rendant la section complète du nerf contus. C'est après de telles recherches que l'on s'est rendu compte de tels accidents survenus après des odontalgies violentes, heureusement combattues par le docteur *Galondowski*, au moyen de l'extraction de la dent cariée, etc., etc.

Lésions organiques du système nerveux.

Avant les recherches des anatomo-pathologistes, l'influence de la méningite était à peine sentie ; on ne trouvait pas non plus la cause des délires, des convulsions, du coma, de la paralysie; *Rostan*, *Rocheret* et bien d'autres célèbres praticiens ont examiné avec toute l'attention et la sagacité propre à de pareils hommes, la consistance de la pulpe cérébrale, et ont trouvé dans le ramollissement, la raison suffisante et évidente des désordres observés dans ces fièvres dites ataxiques ou désordonnées, parce qu'en effet le cerveau influe sur le système musculaire comme sur tous les autres, et doit déterminer des aberrations fonctionnelles, des convulsions dans ces maladies malignes, de mauvaise nature, etc., qui, selon *Calmeil*, *Georges* et les anatomo-pathologistes déjà cités, trouvent leur raison dans l'injection, le ramollissement rouge ou blanc de la pulpe encéphalique.

Depuis que j'étudie le ramollissement cérébral, dit *M. Rostan* dans un ouvrage sur cette matière, je n'ai plus trouvé de ces maladies sans lésions organiques, lorsque les symptômes étaient de cet ordre; et ici les conséquences thérapeutiques sont grandes, car ce ramollissement s'annonce par des fourmillements croissants qui diffèrent selon d'autres maladies cérébrales.

Nous avons vu quelle influence la connaissance des compressions cérébrales entraînait pour la trépanation; de pareilles remarques sont encore applicables à la moelle épinière; ainsi, dans ces derniers temps, une fracture de la partie postérieure des vertèbres, déterminant une paraplégie, un opérateur anglais a osé porter le trépan sur les apophyses épineuses; une amélioration momentanée a été la suite de cette tentative hardie, que nos devanciers n'auraient point faite, n'ayant pas assez connaissance des effets de ces sortes d'accidents. Avant *Gallien*, on agissait sur les parties paralysées par des moyens plus ou moins contraires, et c'est à l'ouverture des cadavres que l'on doit encore la connaissance des effets croisés des lésions cérébrales; c'est elle qui nous a appris le siége véritable des désordres organiques, et par conséquent le point vers lequel devaient se diriger tous nos moyens thérapeutiques.

C'est elle aussi qui a appris au chirurgien que c'est souvent à la déchirure des nerfs, à leur blessure, que l'on doit le développement des convulsions d'épilepsie, du tétanos même, et que c'est en enlevant la partie blessée d'où part l'*aura epileptica*, ou la cause locale du tétanos, que l'on guérit quelquefois les malades; ainsi le baron Larrey a amputé des membres en Egypte pour ce motif; nous avons vu tenter de pareilles opérations.

Tout ce que j'ai déjà dit des productions anormales s'applique encore au système nerveux.

Système vasculaire.

L'anatomie pathologique apprend au chirurgien et à l'opérateur combien sont graves les lésions des vaisseaux artériels surtout; des expériences de *Jones*, des recherches anatomo-pathologiques de *Balard*, de *Baillie* et d'autres, il résulte que la section complète d'une artère est moins grave et moins dangereuse que la section du quart ou de la moitié de ce vaisseau, cas dans lequel le sang coule sans relâche jusqu'à l'extinction de l'individu; de là l'indication de la ligature d'un vaisseau, lors même qu'il n'aurait été que piqué, comme dans le cas de *Bromfield*, qui vit survenir une hémorrhagie grave à la suite de la simple piqûre de l'artère crurale avec le tenaculum; c'est à la même science que *Morgagni* et *Scarpa* ont dû de connaître la formation des sacs de l'anévrisme faux consécutif, celui des anévrismes spontanés; c'est aux belles recherches du professeur de Pavie, que nous devons de savoir l'étendue et la valeur des anastomoses; avant ces connaissances, quel chirurgien aurait été assez hardi pour lier le tronc principal d'un membre? Si la nécessité le forçait à une telle entreprise, ce n'était qu'avec les plus grandes craintes que l'opérateur agissait, et le succès n'était expliqué alors que par l'existence d'un tronc artériel double. Quelle hardiesse! je dirai presque quelle témérité! Maintenant les connaissances anatomo-pathologiques sur ce sujet, si bien exposé par *Hogson* dans son traité des maladies des artères et des veines, sont si précises, que l'on redoute l'inconvénient contraire, et il n'est pas de vaisseaux, même l'aorte ventrale, que la main de l'opérateur ne veuille aller saisir. Avant les recherches de *Hunter*, comment s'expliquer l'anévrisme variqueux, et la varice anévrismale? Comment aller lier l'artère principale au-dessus, et savoir que le sang se coagule dans les sacs anévrismaux, qu'ils reviennent peu à peu sur eux-mêmes, et qu'ils disparaissent même quelquefois? C'est à des études anatomo-pathologiques que le chirurgien doit de pouvoir tenter avec quelques chances de succès la ligature de la sous-clavière, de la carotide primitive, ou de l'iliaque, par la méthode de *Brasdor?* Que dirai-je du diagnostic des tumeurs anévrismales dans les abcès, les kystes, le lypôme, etc.? C'est leur étude anatomique qui a guidé le chirurgien et l'opérateur.

Avant les découvertes des modernes sur l'artérite, la

gangrène accidentelle d'un membre était presque un problème, tandis que maintenant on sait où se trouve le plus souvent leur cause; on suit l'artère tendue, dure, résistante, gonflée, douloureuse, et l'anatomie pathologique montre qu'elle s'étend plus haut que les parties molles ne semblent l'annoncer; de là, la répugnance de plusieurs opérateurs, de *Pott* entr'autres pour amputer dans ces cas. A cette étude on doit de distinguer la gangrène par artérite, de celle qui survient chez les vieillards, due à l'ossification des capillaires et des troncs vasculaires; le chirurgien tire de cette dernière connaissance le précepte d'attendre que la gangrène se borne, tandis qu'il doit amputer s'il s'agit d'une gangrène purement traumatique.

C'est en étudiant l'incrustation calcaire de l'arbre artériel, que le chirurgien se rend compte des déchirures, des éraillures des parois vasculaires, de la formation des kystes anévrismatiques spontanés, et de la récidive ou de la multiciplicité de ces tumeurs, comme l'ont observé *Pelletan*, *Morgagni*, *Boucher* et autres.

Avant ces derniers temps, l'inflammation des veines était à peine connue; mais grâce aux progrès rapides de l'anatomie pathologique, *Reynaud*, *Cruveilher*, *Dance*, *Velpeau* et d'autres, sont venus nous apprendre la gravité de cette maladie, la cause souvent cachée, parfois due à l'absorption de matières purulentes entr'autres : ils nous ont développé la raison de ces transports de pus, de ces abcès métastatiques dans les poumons, le foie et tous les viscères pourvus d'une riche circulation. Par là, il nous ont expliqué une partie des avantages de la réunion immédiate des plaies, ainsi soustraites à la cause des désordres qui font échouer tant d'opérations, où l'on panse d'une manière toute-à-fait opposée.

Que de vague n'y avait-il pas, il n'y a pas bien longtemps, sur la maladie qui emporte si souvent les nouvelles accouchées! N'est-ce pas en interrogeant d'une manière logique l'anatomie pathologique, que *Dance* a trouvé la phlébite utérine, et *Cruveilher*, l'inflammation des vaisseaux lymphatiques, qui constitue, selon lui, le typhus puerpéral; les conséquences thérapeutiques de pareils faits sont faciles à tirer.

Le centre circulatoire pourrait ici nous occuper longuement, si nous le voulions. L'anatomie pathologique nous a appris les causes de son hypertrophie active dans les rétrécissements de ses ouvertures, de la production de l'apoplexie quand l'obstacle de la circulation se trouve à la crosse de l'artère en deçà de la naissance des troncs qui en partent. A ce sujet, *Corvisart*, *Bouill* et *Bertin* ont puisé dans l'anatomie pathologique leurs célèbres ouvrages.

Système viscéral.

L'anatomie pathologique de cette partie, offre au chirurgien et à l'opérateur une large moisson de connaissances; ainsi, c'est en sachant la cause de l'œdème de la glotte où phthysie-laryngée œdémateuse de *Jayle*, qu'un opérateur hardi a pu aller scarifier avec un bistouri boutonné les replis épiglottiques et arythêmes épiglottiques; c'est en sachant que la phthysie-laryngée se lie très souvent à celle du poumon, que la laryngotomie ou la trachéotomie est moins bien indiquée dans ce cas que dans celui où il y a arrêt de la respiration par la présence d'un corps étranger dans la trachée. C'est elle qui nous apprend pourquoi ces sortes d'opérations réussissent rarement quand on tarde à les mettre en usage, parce que les poumons sont engoués et ne peuvent plus permettre l'hématose après l'opération.

Quand le poumon est blessé, le sang et l'air s'épanchent dans la plèvre ou au dehors, et lors même que la respiration est gênée, on ne doit pas ouvrir la poitrine pour évacuer le sang ou l'aspirer, car le sang doit arrêter le sang, et c'est l'anatomie pathologique qui l'a démontré.

Dans les blessures des viscères abdominaux, le sang gagne-t-il les fosses iliaques, comme le veut *Garangeot*, ou bien est-il poussé par une force *à tergo*, sans subir les lois de la pesanteur, comme le dit *Petit* le fils? Ici encore l'anatomie pathologique montre que le sang se circonscrit près de la blessure, quand c'est un petit vaisseau qui a été ouvert, ou qu'il est poussé contre les circonvolutions intestinales, ou vers le bassin lorsqu'une grosse artère ou une grosse veine a été atteinte. De là, des conséquences pour le diagnostic de ces épanchements, et pour le chirurgien, celle de chercher à circonscrire le foyer et à l'ouvrir si cela est nécessaire, comme l'a fait *Sabatier* dans des cas extrêmes.

L'étude du mode d'adhérence des séreuses et en partie du péritoine, a conduit *M. Jobert de Lamballe* à réunir les bouts de l'intestin divisé de manière à mettre séreuse contre séreuse; c'est aussi d'après cette connaissance, que *Dupuytren* et autres ont été conduits à faire adhérer les surfaces extérieures de l'intestin dans les anus contre nature.

Puisque nous sommes sur les adhérences, nous allons terminer cette première partie de notre travail par quelques mots sur les cicatrices et les adhérences qui peuvent atteindre tous les systèmes organiques. Quoi qu'on en ait dit, *Hunter*, *Bichat* avaient à peine deviné qu'il se formait un tissu particulier dans les cicatrices, et c'est au professeur *Delpèch*, que l'on doit la connaissance non seulement de la formation du tissu inodulaire, mais encore de ses conséquences pratiques. C'est encore aux recherches de ce grand chirurgien et aux succès obtenus par *Bordinave*, que l'on doit l'explication de la tendance incessante de toute coarctation supurée à revenir sur elle-même malgré tous les moyens employés, et de savoir comment toute inflammation suppurative des muscles amène leur rétraction puissante, comment enfin toute ouverture anormale peut être formée par la rétraction des inodules. De là, les conséquences chirurgicales les plus rationnelles; il faut détruire, dit *Delpèch*, le tissu inodulaire et réunir les deux lèvres de la plaie par première intention. *Dupuytren* a sans doute exercé son génie sur le même sujet, mais était arrivé à des préceptes tout opposés; il faut, disait-il, étendre et ramollir le tissu des cicatrices, puis le taillader afin d'avoir une cicatrice plus étendue; nous en appelons du reste à l'autorité de *MM. Bérard, Laugier* et autres médecins sortis de l'école de Paris, et qui ont pleinement rendu témoignage aux travaux anatomo-pathologiques de *Delpèch*, l'espace ne nous permettant pas d'y insister.

De l'influence de la Tératologie (science des anomalies) sur la pathologie chirurgicale et les accouchements.

On appelle anomalie toute lésion d'organisation formée pendant la vie intra-utérine; ces lésions peuvent atteindre tous les systèmes organiques, que nous examinerons comme nous venons de le faire pour l'anatomie pathologique; lésions que nous comprendrons sous cinq chefs principaux : 1° les anomalies par absence, 2° par multiplicité, 3° par division, 4° par réunion, 5° par déplacement des parties.

Nous n'examinerons pas ici les absences plus ou moins complètes de la boîte crânienne, que l'on rencontre chez les anencéphales, qui ne seraient, suivant *Geoffroy-St-Hilaire*, que des monstres par arrêt de développement relatif; c'est-à-dire, chez lesquels le crâne serait resté à l'état embryonnaire, tandis que le reste de l'organisme aurait marché vers un développement plus complet et plus étendu. Nous n'examinerons pas aussi si les crânes en miniature, comme le dit l'auteur de la philosophie anatomique, sont la cause des diverses dispositions monstrueuses qui constituent les *proencéphales*, les *thlipsencéphales*, les *notencéphales*, etc. L'accoucheur a surtout à s'occuper de semblables connaissances. La plupart de ces monstres viennent morts, ou vivent à peine quelques heures et n'ont même ni la viabilité légale, ni la viabilité physiologique; il n'en est pas de même de l'absence de certaines autres portions du système osseux : tels sont les os de la main et les doigts; outre que souvent cette absence n'est qu'apparente, et que les doigts sont confondus dans la masse plus ou moins informe que présente la main, il résulte de ces données que non seulement on peut rendre à la main la forme ordinaire, en coupant les membranes interdigitales, ou la peau dans laquelle ils sont enclavés, mais encore qu'on est parvenu à fabriquer des doigts, en les taillant dans la masse cartilagineuse que le moignon palmaire présente quelquefois. Ainsi, *Chélius* rapporte dans son ouvrage de chirurgie, traduit de l'allemand par *M. Pigné*, que l'un de ses confrères a réussi dans des tentatives de ce genre. Le professeur *d'Eidelberg* ne dit pas cependant si ces doigts étaient pourvus de quelques mouvements; mais cette opération n'aurait-elle rendu que la forme à la main, devrait à tout jamais rester dans le domaine de la chirurgie.

L'absence peut porter sur la totalité, ou du moins sur une partie du membre, ce qui constitue les monstres phocomales d'*Isidor Géoffroy-St-Hilaire*, et tels que M. le professeur *Dumas* en a décrit un exemple qui se trouve encore dans les collections de la faculté de médecine de Montpellier; comme la pathologie chirurgicale, la médecine opératoire et l'obtétrique ne trouveraient, dans cette étude, que des connaissances sans applications, nous n'insisterons pas davantage sur ce sujet. Il n'en est pas de même de certaines parties du squelette, telles que les cavités articulaires.

La malformation ilio-fémorale, ainsi que le dit le professeur *Marjolin*, vient d'une aberration de la puissance orthomorphe; c'est une véritable anomalie dont on s'est davantage occupé, parce qu'elle entraîne des incommodités sérieuses et qu'elle se présente fréquemment; de là l'étude faite par *Dupuytren*, *Breschet*, *Delpèch*; de là, les ceintures à gousset de *Dupuytren*, les appareils mécaniques de *Guérin*, du docteur *Valin*, de Nantes, dont les succès aujourd'hui sont si nombreux et si beaux, etc. Mais parmi ces hommes remarquables, les premiers n'avaient pas, à ce qu'il paraît, assez fait attention à la formation de la cavité cotyloïde; car ils la considéraient comme à peu près effacée. Le docteur *Itomber*, reprenant ces travaux, a trouvé la cavité cotyloïde non assez effacée pour ne pas permettre la réduction de la tête fémorale dans la cavité normale; poussant plus loin, *M. Itomber* a trouvé qu'il en était à peu près de même dans les luxations spontanées, et le moyen de réduction lente lui a réussi. A la vérité, *M. Pravat*, qui avait déjà proposé de rétablir l'articulation en ramenant la tête dans la fosse ovalaire, est venu contester devant l'académie de médecine les succès du médecin de Morlaix; néanmoins il paraît que plusieurs succès sont incontestables, et il n'en est pas moins vrai que c'est une nouvelle voie offerte à la pathologie chirurgicale et à la médecine opératoire.

La multiplicité des parties du squelette porte sur la classe des monstruosités et des anomalies, que Buffon appelait par excès. Ici nous trouvons les doigts surnuméraires, qui peuvent aller depuis six à chaque main, comme le présentait *Anne de Boulen*, femme du cruel Henri VIII, jusqu'à douze et au-delà, comme j'en donnerai un exemple à la fin de ce travail. De telles anomalies sont plus communes aux pieds; l'auteur de la tératologie en cite plusieurs exemples. Les chirurgiens ont agité la question de savoir s'il fallait enlever les doigts surnuméraires, et ils enlèvent ordinairement ceux qui sont incomplètement organisés et qui n'ont que des phalanges cartilagineuses, comme nous l'avons vu faire souvent et comme nous l'avons fait quelquefois. Il n'en est pas de même pour la multiplicité des membres ou les polymèles d'*Isidor Geoffroy-St-Hilaire*, car dans ces cas les communications vasculaires entraîneraient des accidents mortels, ainsi que nous le verrons plus loin.

Parmi les divisions du squelette, nous signalerons plus volontiers celles du rachis, le spina bifida (*voyez* observation n° 4, page 38) qui, selon *Mekel*, *Tiedmann* et toute l'école allemande, est dû à un arrêt de développement, présente une division de la moelle épinière et toujours une poche remplie de sérosité accumulée dans la membrane méningienne et formant hernie à travers les lames des vertèbres. C'est contre cette maladie que *Charles Bell* a proposé de rapprocher, par la suture, les lames vertébrales écartées; que *Sanson*, *A. Cooper* et d'autres ont pratiqué la ponction avec des succès rares, parce que cette maladie se lie souvent à une lésion de la moelle, telle qu'une paralysie plus ou moins étendue. C'est pour guérir cette maladie, que les Arabes avaient proposé la ponction et la compression; ensuite un chirurgien allemand a guéri un hydrorachis par ces moyens; preuve, ainsi que le dit *Chélius*, que la lésion de la moelle épinière ne coexiste pas toujours.

Les réunions du système osseux se font quelquefois entre les deux membres inférieurs, d'une manière plus ou moins intime, et l'on a vu des chirurgiens assez hardis pour détacher ces adhérences même profondes et obtenir quelques succès. On essaya même de détacher deux individus réunis par le sternum ou par un point homologue, d'après cette grande loi: *De l'amour de soi pour soi*. Dans les anomalies établies par l'auteur de la philosophie anatomique, la partie cylindroïde intermédiaire fut coupée, mais elle donna lieu à une hémorragie foudroyante et à la mort des jumeaux. Toutefois, on trouve dans le traité de tératologie, que des opérateurs ont réussi et enlevé de dessus le corps d'un individu bien conformé d'ailleurs, une masse informe que *Geoffroy-St-Hilaire* nomme parasite, et qu'il considère comme un être imparfait. Les faits de ce genre ne se sont pas reproduits assez souvent pour établir des règles de conduite pour le chirurgien et l'opérateur, qui doivent rechercher encore beaucoup de lumières dans la science des anomalies.

Système nerveux.

Après avoir parlé des anencéphales et des acéphales, de l'hydrorachis, la tératologie n'offre que peu de chose à dire touchant la pathologie chirurgicale et la médecine opératoire. Pourquoi? Parlerai-je en effet de cette absence du système nerveux, de celle des nerfs, l'ancurie de *Béclard*, de l'absence de la moelle épinière, notée par *Morgagni*, d'après Van-Home, de l'imperfection supérieure et inférieure de la moelle? Tous ces faits sont des anomalies dont l'étude est sans résultats pratiques, et je me hâte d'arriver à un système organique, bien plus important pour nous, le système vasculaire.

Système vasculaire.

Les anomalies du centre circulatoire servent à expliquer quelques espèces de cyanoses, par la persistance du trou de *Botal*, ou la communication des ventricules; malheureusement la chirurgie n'en connaît point le traitement, et quelquefois il arrive cependant que cette anomalie n'entraîne aucun trouble dans la circulation, comme on a pu le voir chez le nommé *Bouvier*, dont le cœur est dans le conservatoire de l'école de Montpellier. Les anomalies par absence ou multiplicité des cavités cardiaques, méritent seulement d'être mentionnées. Il n'en est pas de même pour les artères: la multiplicité des troncs principaux des membres entraîne des erreurs chirurgicales souvent très graves; ainsi on blesse une artère principale du bras, on lie la brachiale au-dessus et dans son trajet ordinaire, et cependant le sang coule de nouveau; on lie l'axillaire, l'hémorragie reparaît bientôt, le malade meurt, et l'on trouve, à la dissection, deux artères brachiales, ou plutôt la division de la radiale et de la cubitale au haut de l'aisselle. Il en fut de même pour l'artère sous-clavière qui passait entre les deux premières côtes chez un malade, ainsi que le rapportent *Hogson* et M. *Breschet*, son traducteur. On conçoit de quelle importance sont pour le chirurgien de pareilles connaissances. *Scarpa, Morgagni* et *Isidor Geoffroy-St-Hilaire*, etc., ont rendu de grands services en étudiant un semblable sujet avec soin et persévérance. Il n'est pas en effet d'artères qui n'aient offert de semblables anomalies; ainsi le docteur *Caillard*, de Paris, rapportait que chez un malade que l'on opéra de la ligature de la crurale, on trouva ensuite (car il mourut) que cette artère se perdait en capillaires dans les environs du genou, et que la poplitée naissait de l'intérieur du bassin, sortait par l'échancrure scyatique, et donnait les artères de la jambe. On sent combien devraient éprouver de mécomptes en ce cas, les opérateurs qui tenteraient de lier la crurale suivant le procédé de *Hunter*.

Rien ne serait plus utile à constater que les anomalies des artères du périnée. Dans les *Ephémérides* de Montpellier on trouve la description d'une artère vésico-prostatique très volumineuse, traversant la prostate, et se répandant largement dans le périnée. L'auteur fait remarquer combien cette disposition eût été fâcheuse dans une opération de cystotomie périnéale.

Les artères qui naissent de la crosse aortique présentent les plus fréquentes anomalies; ainsi le tronc brachio-céphalique est divisé jusqu'à sa naissance, de manière à ne plus exister. Supposez qu'avec une telle anomalie on veuille traiter un anévrisme de la carotide primitive ou de la sous-clavière, au moyen de la ligature du tronc brachio-céphalique; une opération grave est tentée, un vaisseau est lié très près de l'aorte, et néanmoins le kyste s'accroît toujours, se rompt, et le malade meurt sans avoir été même soulagé par une opération aussi douloureuse. Le chirurgien est appelé à pratiquer la trachéotomie pour un cas urgent : il incise, et tombe non seulement sur un lacis dangereux de veines médiastines ou thyroïdiennes inférieures, mais encore sur une artère médiane, la thyroïdienne moyenne de *Neubaner*, ou bien le tronc carotique qui passe en sautoir sur la trachée. Je n'en finirais pas si je voulais poursuivre pas à pas toutes les anomalies du système artériel. De cette étude de la thératologie, il doit cependant découler ce précepte, que le chirurgien avisé sur ces aberrations organiques, ne doit plonger l'instrument tranchant que sur la partie qu'il croit la plus à l'abri de toute anomalie, encore doit-il s'être assuré par avance si rien de pareil n'existe. L'opérateur doit être aussi prévenu qu'à la suite d'une grande opération, telle que l'amputation d'un membre, il ne doit pas lui suffire de rechercher et de lier les vaisseaux dans les points où l'anatomie hygide le lui indique, mais aussi dans d'autres points où ils peuvent se présenter par anomalie.

Système viscéral et musculaire.

Ici nous aurions à signaler les diverses anomalies des viscères et des muscles : tous les viscères peuvent être atteints d'anomalie, par absence partielle ou totale, puis par division, anomalie sur laquelle nous voulons dire quelques mots qui intéressent le chirurgien. Le professeur *Djoudi* a parlé des fistules trachéales qu'il a observées sur plusieurs individus, et qu'il a tenté de fermer en imitant le procédé de *Samson* et de *Baltimon*, c'est-à-dire en prenant de la peau sur les parties environnantes, et en formant un bouchon maintenu par suture. Les anomalies par réunion peuvent affecter les paupières que le chirurgien détache les unes des autres ; il peut y avoir persistance de la membrane pupillaire, ce qui a nécessité quelquefois, d'après *J. Cloquet*, une opération de fausse cataracte, selon le langage du professeur *Beer*. Peut-on regarder comme anomalies la formation des cataractes congéniales, soit cristallines, selon *Gyblin*, soit membraneuses, selon *Sunders?* Quoi qu'il en soit, l'opération de la cataracte est encore indiquée; mais à quelle époque doit-on la faire? Les oculistes anglais surtout sont dans un grand désaccord à cet égard.

Le professeur *Sales* a tenté de rétablir l'audition dans plusieurs cas d'occlusion congéniale et osseuse du conduit auditif externe. Le succès n'a pas toujours répondu à son attente. *A. Cooper* a également, en pareil cas, perdu un malade sur deux opérés.

L'occlusion des narrines a nécessité la section de la membrane obturatrice. Le défaut du canal nasal a obligé *Dupuytren* à creuser, à tarauder un canal dans l'épaisseur de l'os. Parlerai-je des adhérences partielles ou totales de la langue? De simples incisions suffisent pour remédier à ces anomalies. Qui ne connaît le bec de lièvre, ses diverses formes et les opérations qui leur conviennent? Les anomalies des organes de la génération devraient ici beaucoup nous occuper; mais notre cadre étant trop restreint, nous nous contenterons seulement d'en dire quelques mots. Ainsi, *Dupuytren* a créé presque en entier un nouveau canal, en le creusant dans l'épaisseur des corps caverneux, chez un malade atteint d'hypospadias; la descente tardive et anomalique des testicules de l'abdomen dans le scrotum, a entraîné les accidents de l'étranglement et l'opération qu'il nécessite. L'imperforation de l'anus a nécessité l'incision de la valvule obturatrice pratiquée par *J. Louis Petit*, ou même la formation d'un anus artificiel quand le rectum manquait, en pénétrant par la région lombaire ou même iliaque gauche.

Combien la connaissance des anomalies de la matrice éclaire-t-elle les accouchements? Certaine superfétation donne la nécessité de l'incision du museau de tanche obturé normalement et ne permettant pas le passage aux règles, qui le distendent considérablement. Je passe sous silence la descente des ovaires dans la matrice, et autres anomalies, pour arriver à une anomalie par laquelle je terminerai. Je veux parler ici du pied-bot. A quoi est due la torsion du pied en dedans ou varus, en dehors ou valgus, en arrière ou pied-équin, en avant, etc.? C'est à un arrêt de développement des muscles, selon *Serres*, à une rétraction simple et habituelle, selon *Delpech*; à la retraite convulsive, selon *Guérin*, etc. Quoi qu'il en soit, cette anomalie assez fréquente offre au chirurgien un champ vaste et brillant pour exercer son art. Ainsi, *Thelenais*, médecin des environs de Francfort, coupe le tendon d'Achille en le mettant à jour, et le pied revient à sa forme et position normale. *Delpech* et *Straumeyer* ont coupé le tendon sans le mettre à nu, et la même réussite a eu lieu sans accidents. *Bouvier* se sert d'une simple aiguille, qu'il passe entre la peau et le tendon. Un professeur de l'école de Montpellier, à l'exemple de *Pravar*, est allé de la partie antérieure vers le tendon, et sans le mettre à nu. La section est suivie de l'écartement des bouts et d'un épanchement de lymphe plastique dans leur intervalle, de la formation de la cicatrice, du rétablissement des formes et des mouvements : c'est un bien beau résultat, et c'est l'étude de ces anomalies qui a permis de reconnaître la forme des articulations, du pied et du coude-pied, la direction du tendon, la rétraction musculaire, etc., de manière à donner au chirurgien et à l'opérateur, l'indication à remplir et des succès à obtenir.

OBSERVATIONS.

A la suite de ce travail, je me permettrai de joindre quelques exemples de monstruosités recueillis dans la clinique d'accouchement de mon père; ces observations, quoique presque toutes publiées à différentes époques, ne m'en ont pas moins paru dignes d'être de nouveau mises sous les yeux des praticiens.

La première est relative à un monstre à tête de cyclope, dont l'histoire fut publiée dans la *Revue médicale* d'avril 1830; je la transcrirai fidèlement. Seulement, à la fin de chacune, je joindrai une planche explicative, ce que n'ont pu faire les journaux dans lesquels elles ont été produites. Ces planches fidèles, je puis l'assurer, donneront peut-être une idée plus exacte du fait, tout en éclaircissant l'analyse que nous allons reproduire.

PREMIÈRE OBSERVATION.

Monstre à tête de cyclope.

Mme A..., d'un faubourg de notre ville, âgée d'environ 32 ans, d'un tempérament bilioso-sanguin, maigre et obligée de supporter beaucoup de fatigue, s'est vue grosse pour la troisième fois avec le plus grand plaisir, car elle avait eu le malheur de perdre ses deux premiers enfants fort jeunes, malgré les secours des hommes de l'art.

Le joie qu'elle ressentit était quelquefois troublée par des idées bizarres; elle prétendait que cette grossesse n'était point semblable aux autres.

Ce fut le 9 novembre 1829 que je fus appelé pour voir cette dame; je ne trouvai rien d'extraordinaire dans son état, qu'une pléthore sanguine, ce qui me détermina à lui faire une saignée de 200 grammes (7 onces environ). Le soir, les douleurs d'enfantement s'étant déclarées, et la sage-femme trouvant que l'enfant se présentait dans une position vicieuse, me fit prier de me rendre chez la malade; arrivé chez elle, je procédai à l'examen par le toucher; je reconnus que l'enfant présentait le pied et la main droite dans la première position; les douleurs se soutenant bien, je me hâtai d'aller chercher le pied gauche; les tenant tous les deux, j'amenai un enfant du sexe féminin, dont la tête présentait les caractères suivants :

Cette tête avait la grosseur ordinaire des enfants nouveaux nés; la mâchoire inférieure, très bien faite, portait les deux premières dents incisives tout à fait venues; la bouche était de grandeur ordinaire, la mâchoire supérieure était très bien conformée; les deux maxillaires étaient réunis et soudés l'un à l'autre.

Il n'y avait point d'ouvertures éthmoïdales, point de nez, point de fosses orbitaires, point d'yeux. Les arcades sourcillères n'étaient pas marquées, seulement, vis-à-vis la racine des deux os propres du nez, il se trouvait une ouverture de la grandeur et de la forme d'un œil ordinaire, dont les bords étaient entourés de cils; mais l'intérieur, au lieu de renfermer un globe transparent, ne contenait que deux petits mamelons rouges, semblables à deux petites graines d'amomum.

Au-dessus de la couverture supérieure pour ne pas dire la paupière, il existait un prolongement de la peau en forme de crête de dinde, ou, mieux encore, de trompe d'éléphant, car elle était percée d'un petit pertuis qui communiquait avec les sinus frontaux et laissait couler une petite quantité de matière muqueuse très limpide.

La situation ordinaire de cette trompe était d'être couchée sur la bosse frontale du côté gauche; ce n'est qu'en la relevant qu'on pouvait voir ce faux œil.

Le reste de la tête était assez bien conformé. Cependant je

crois devoir faire observer qu'il n'existait point de fontanelles. Les sutures étaient parfaitement bien en harmonie, le cuir chevelu bien couvert, les oreilles bien faites, tout le reste du corps étant du reste parfaitement bien conformé. Cet enfant n'a vécu que quinze minutes.

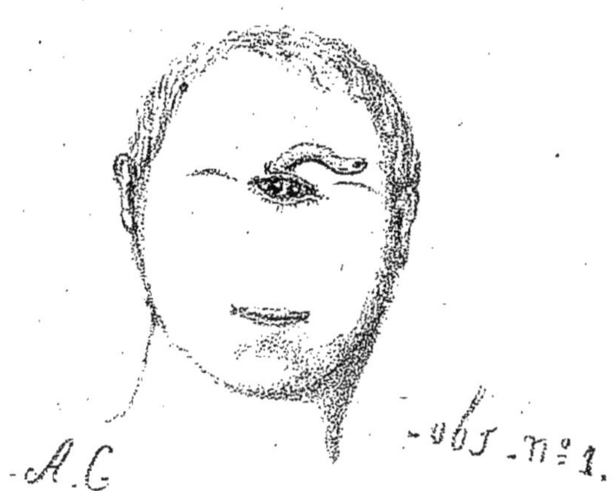

La trompe a été relevée afin de laisser voir l'ouverture qu'elle cache ordinairement.

DEUXIÈME OBSERVATION.

Anencéphale avec hernie du cerveau en forme de cœur.

Une jeune femme de vingt-trois ans, d'un tempérament sanguin, d'une constitution robuste et d'une santé fort satisfaisante avant comme pendant sa grossesse, me fit appeler le 14 décembre 1832 pour l'assister dans ses couches ; elle était primipare. Je m'y rendis le même jour et voulus m'assurer, par le toucher, de la position de l'enfant; j'introduisis le doigt indicateur dans le vagin, l'ayant préalablement enduit d'un corps gras, et, malgré le soin que je mis dans cette exploration, je restai quelques instants dans le doute sur la véritable position du fœtus ; mon doigt rencontrait, à l'examen, un corps mou, peu compressible, peu facile à déplacer, quelques parties dures environnantes, et rien au-delà ; voulant enfin connaître à quoi je pouvais avoir affaire, je poussai mes explorations un peu plus loin et découvris que l'enfant venait en première position oblique du sommet (occipito-cotyloïdienne gauche), mais qu'il y avait quelque chose d'étrange; je facilitai l'accouchement, et, secondé par les vives douleurs de la malade, je le vis se terminer promptement. Voilà quel était l'organisation de ce nouvel être, un anencéphale avec une espèce de hernie du cerveau en forme de cœur.

La tête, peu volumineuse comparativement à la grosseur ordinaire des têtes de fœtus venus à terme, offrait une bouche, un nez, des yeux, des oreilles parfaitement conformés; seulement, au-dessus des arcades orbitaires, la continuité des os était brusquement interrompue et d'une manière si régulière, qu'on eût dit qu'une section artificielle avait été pratiquée. Cet arrêt de développement s'étendait sur tous les os qui concourent à former la voûte du crâne; et vers la partie antérieure, se rabattant un peu sur la face, s'élevait une espèce de monticule ayant la forme d'un cœur, qui n'était autre chose qu'un cerveau avorté et revêtu de ses membranes.

Au moment où l'enfant vint au monde, les battements des artères cérébrales étaient tellement violents et la substance du cerveau tellement injectée, que le premier cri de la sage-femme qui m'assistait fut : Ah ! mon dieu, cet enfant a le cœur sur la tête. L'illusion pouvait avoir lieu, car il y avait, au premier aspect, une telle ressemblance entre ces deux organes, qu'il était presque facile de s'y méprendre. Le reste du corps était bien conformé : le sujet ne vécut que quelques minutes.

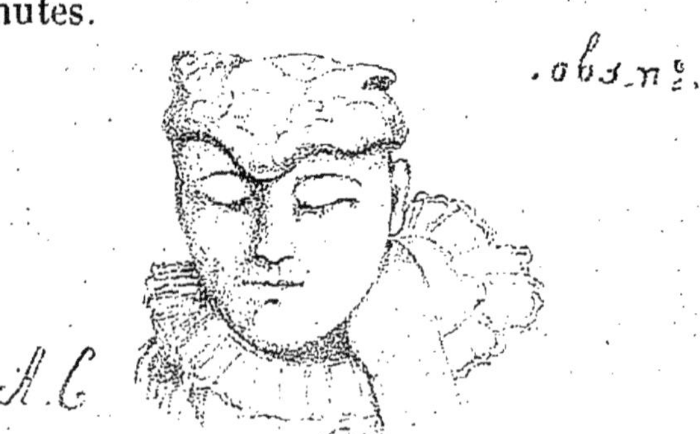

TROISIÈME OBSERVATION.

Hermaphrodisme apparent avec hernie de la vessie.

Le 25 août 1838 je fus appelé près de Madame B... afin de la délivrer. Cette femme, d'un tempérament nerveux-sanguin, d'une constitution délicate, était, à mon arrivée près d'elle, en proie aux plus vives douleurs. J'explorai immédiatement l'état des parties, m'assurai si l'accouchement était prêt à se terminer, et reconnus pour l'enfant la seconde position de la face (mento-ilium gauche). Comme tout marchait convenablement et se trouvait en parfaite harmonie, que l'état de la malade n'avait rien d'inquiétant, je jugeai convenable de laisser agir la nature malgré les vives supplications des assistants. Mon attente ne fut point trompée, car une heure après j'avais entre les mains un fœtus qui, de prime abord, me parut bien conformé; mais ayant examiné les parties sexuelles, j'aperçus une espèce de lascis dans lequel j'eus peine à découvrir les rudiments d'un sexe quelconque. Je trouvai, en premier lieu, une ouverture que je crus être l'orifice du vagin et que je sondai légèrement à l'aide d'une bougie en gomme élastique; mon exploration fut sans succès. Cette cavité du reste peu profonde, ne communiquait avec aucun autre organe; je cherchai de nouveau, et finis par apercevoir un petit corps long d'environ deux ou trois centimètres, renflé en forme de gland à son extrémité, et percé d'un orifice. Je ne doutai plus que ce ne fût la verge; j'imaginai de faire uriner l'enfant, mais tous mes efforts furent inutiles. Je comprimai légèrement la tumeur qui se trouvait à la gauche de ces parties, et qui n'était qu'une hernie de la vessie, afin de la réduire s'il était possible; malheureusement l'enfant mourut et m'arrêta dans mes efforts. Je l'ouvris quelques heures après, étudiai chaque partie avec tout le soin que j'apporte d'ordinaire en pareille occurrence, et m'assurai ainsi des faits que j'ai décrits plus haut et que je transcris fidèlement.

TROISIÈME ET QUATRIÈME OBSERVATIONS.

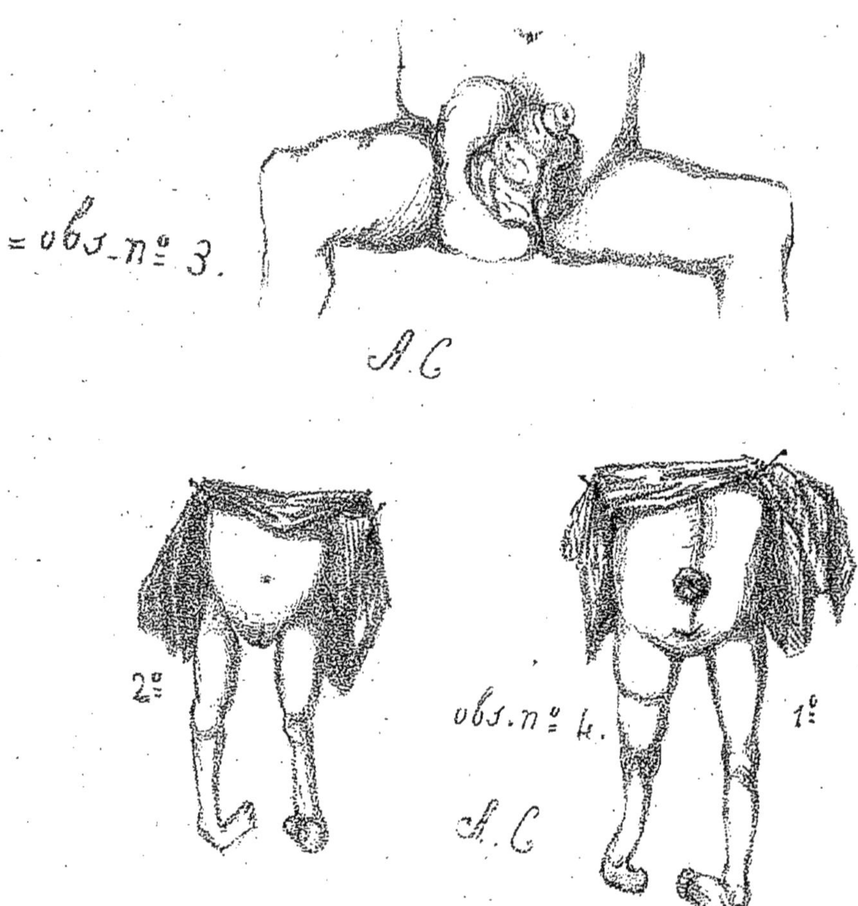

Spina bifida avec pied-bot varus et pied-bot équin; paralysie des membres inférieurs; imperforation de l'anus.

Les quatre dernières observations n'ayant pas été rédigées avec toute l'exactitude que je tiens à apporter dans mon travail, je me contenterai de les énumérer et d'y joindre les planches avec quelques notes explicatives, seules pièces fidèles qui soient entre mes mains.

CINQUIÈME OBSERVATION.

Polymérisme remarquable. Fœtus venu à terme, mort 34 jours après la naissance.

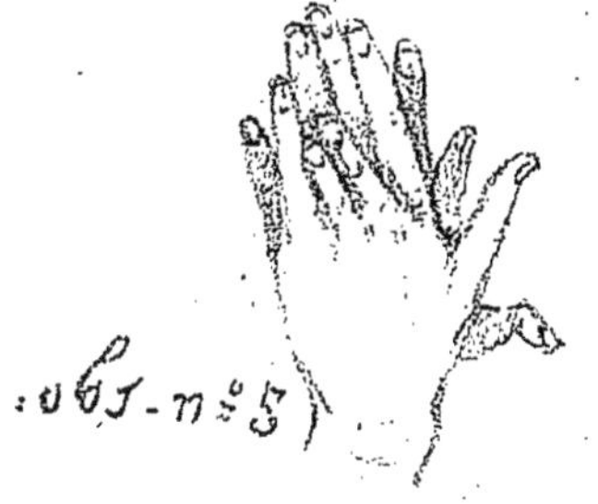

La main droite ne présentait que 8 doigts.

SIXIÈME OBSERVATION.

Spina bifida avec hypertrophie des quatre membres. Enfant venu à terme, sexe masculin, mort une heure après la naissance.

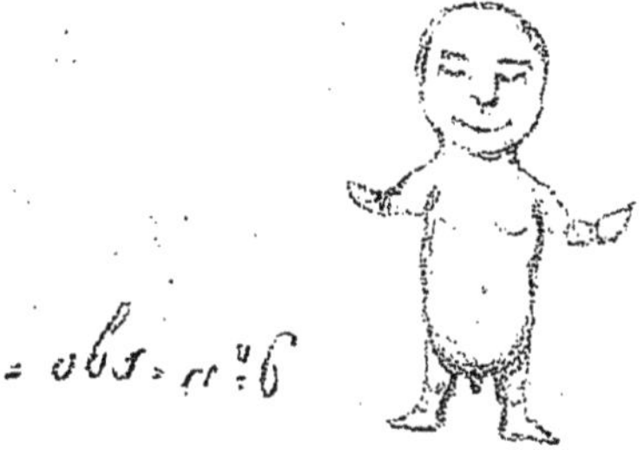

SEPTIÈME OBSERVATION.

Acéphale avec prolongement du cuir chevelu le long des vertèbres cervicales et dorsales; mort.

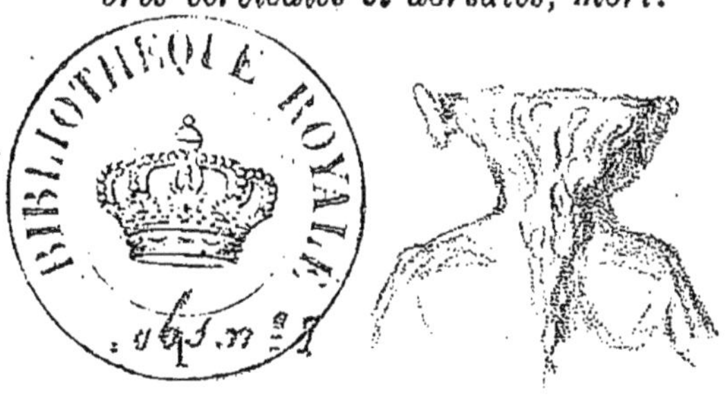

www.ingramcontent.com/pod-product-compliance
Ingram Content Group UK Ltd.
Pitfield, Milton Keynes, MK11 3LW, UK
UKHW020357250726
13967UKWH00005B/2336

9 782013 447744